AMOXIC]

Médicament efficace pour traiter les infections bactériennes.

Daniel Christopher

Table des matières

CLAUSE DE NON-RESPONSABILITÉ

Tous les efforts ont été faits pour s'assurer que les informations fournies dans ce livre sont à jour et complètes, mais aucune garantie n'est donnée à cet effet. De plus, les informations sur les médicaments contenues dans ce document peuvent être sensibles au facteur temps et ne doivent pas être utilisées comme ressource de référence au-delà de la date des présentes.

Ce matériel n'approuve pas les médicaments, ne diagnostique pas les patients ou ne recommande pas de thérapie. Il s'agit d'une ressource de référence conçue pour compléter et non remplacer l'expertise, les compétences, les connaissances et le jugement des professionnels de la santé dans les soins aux patients.

L'absence d'avertissement pour un médicament donné ou une combinaison de ceux-ci ne doit en aucun cas être interprétée comme indiquant que le médicament ou la combinaison est sûr, efficace ou approprié pour un patient donné. L'auteur n'assume aucune responsabilité pour tout aspect des soins de santé administrés à l'aide des informations fournies.

Les informations contenues dans ce document ne sont pas destinées à couvrir toutes les utilisations possibles, les instructions, les précautions, les avertissements, les interactions médicamenteuses, les réactions allergiques ou les effets indésirables. Si vous avez des questions sur les médicaments que vous prenez, consultez votre médecin, votre infirmière ou votre pharmacien pour plus d'informations sur l'individualité.

INTRODUCTION

L'amoxicilline est utilisée pour traiter un large type de maladies bactériennes. Ce médicament est un antibiotique de type pénicilline. Il fonctionne vraiment efficacement en empêchant le développement des bactéries.

Un avantage global cité de l'amoxicilline est qu'il peut être manipulé sous de nombreuses formes. Il est disponible à la fois en poudre et en chutes par exemple, chaque fois qu'il est fourni sous forme de suspension buvable. Le médicament peut être prescrit sous forme de comprimés ou de gélules à croquer et il peut également être administré par voie orale.

L'amoxicilline est un médicament célèbre. La principale raison derrière cela est le fait qu'il est efficace pour un large éventail de conditions.

L'amoxicilline est un médicament du groupe de la pénicilline qui est utilisé pour traiter les maladies bactériennes. Le médicament est généralement loué pour ses propriétés d'absorption car il peut être dispersé dans les fluides et les tissus du corps humain. Pour cette raison, la prise d'amoxicilline peut traiter efficacement une grande variété de maladies, notamment la bronchite, la gonorrhée, les maladies de la peau et bien d'autres.

CHAPITRE 1

AMOXICILLINE

L'amoxicilline est un médicament bien connu. La principale raison en est qu'il est efficace pour un large éventail de conditions; Cependant, il existe certaines bactéries que le médicament ne peut pas combattre efficacement. Ce médicament peut être défini comme convivial en raison du fait qu'il est disponible sous de nombreuses formes et peut être administré à des groupes qui ont tendance à nécessiter des considérations particulières, notamment les femmes enceintes et les enfants. L'un des inconvénients de la prise d'amoxicilline est qu'elle doit être administrée fréquemment pour être efficace.

L'amoxicilline est un médicament du cercle des parents de la pénicilline qui est utilisé pour le traitement des infections bactériennes. Le médicament est généralement recommandé pour ses propriétés d'absorption car il peut se propager dans les tissus et les fluides du corps. En conséquence, la prise d'amoxicilline peut traiter efficacement une grande variété d'affections, notamment la bronchite, la gonorrhée et les infections cutanées. L'un des inconvénients de l'amoxicilline est que certaines enzymes peuvent annuler ses effets. Il existe certaines souches de bactéries pour lesquelles ce médicament ne peut pas être utilisé.

Un avantage général cité de l'amoxicilline est qu'elle peut être administrée sous de nombreuses formes. Il est disponible à la fois en poudre et en gouttes par exemple alors qu'il est administré sous forme de suspension buvable. Le médicament peut être prescrit sous forme de pilules ou de capsules à croquer, et il peut également être administré par voie intraveineuse. De plus, la nourriture n'est pas toujours une condition pour prendre ce médicament, mais les personnes atteintes ou les patients ne sont pas tenus de le prendre à jeun.

Il a été observé que ce médicament traverse le placenta. La recherche l'a également trouvé présent dans le lait maternel. Malgré ces résultats, les spécialistes cliniques ont tendance à croire que la prise d'amoxicilline est sans danger pour les femmes enceintes et allaitantes. Dans de nombreux cas, il s'agit de la méthode préférée de traitement de la chlamydia pour les femmes enceintes. On pense également que l'amoxicilline est sans danger pour la consommation des enfants, qui reçoivent régulièrement des variétés de médicaments à saveur de chewing-gum.

L'amoxicilline est largement utilisée et largement disponible. Les patients ont généralement le choix de choisir une version de marque de ce médicament ou d'en choisir une générique. Dans de nombreux endroits, il peut être acheté à des prix très abordables, même pour ceux qui n'ont pas de couverture médicale. Un autre de ses inconvénients est que le corps métabolise et élimine le médicament assez rapidement. Cela signifie simplement que pour un traitement puissant, les personnes souffrant ou les patients doivent toujours prendre le médicament plusieurs fois par jour afin de maintenir le médicament actif dans leur système.

Comme c'est le cas avec la plupart des médicaments, la prise d'amoxicilline présente des risques d'effets secondaires. De nombreuses ressources médicales rapportent que la diarrhée est l'effet secondaire le plus courant et que l'amoxicilline est beaucoup plus susceptible que la plupart des autres antibiotiques de causer ce problème. D'autres problèmes courants résultant de ce médicament comprennent des vomissements, des nausées et des éruptions cutanées. Même s'ils se produisent moins que certains autres effets secondaires, une réaction allergique grave peut résulter de la prise d'amoxicilline. Ces incidents peuvent être caractérisés par des difficultés respiratoires, un gonflement et de l'urticaire.

N'utilisez pas ce médicament si vous êtes allergique à l'amoxicilline ou à tout autre antibiotique pénicilline, y compris l'ampicilline (Omnipen, Principen), la dicloxacilline (Dycill, Dynapen), l'oxacilline (Bactocill), la pénicilline (Beepen-VK, Ledercillin VK, Pen -V, Pen-Vee K, Pfizerpen, V-Cillin K, Veetids), et autres.

Avant d'utiliser l'amoxicilline, informez votre médecin si vous êtes allergique aux céphalosporines telles que Omnicef, Cefzil, Ceftin, Keflex et autres. Informez également votre médecin si vous souffrez d'asthme bronchique, de troubles hépatiques ou rénaux, d'une maladie hémorragique ou de la coagulation du sang, de mononucléose (également appelée "mono") ou de tout type d'allergie.

L'amoxicilline peut rendre les gélules contraceptives beaucoup moins puissantes. Demandez à votre médecin d'utiliser une méthode de contraception non hormonale (y compris un préservatif, un diaphragme, un spermicide) pour prévenir une grossesse pendant que vous prenez ce médicament. Prenez ce médicament pendant toute la durée prescrite. Vos symptômes peuvent s'améliorer avant que la contamination ne soit complètement éliminée. Il est important que vous ayez à l'esprit que l'amoxicilline ne traitera pas une infection virale qui comprend le rhume ou la grippe. Ne partagez pas ce médicament avec d'autres personnes, même si elles présentent les mêmes signes et symptômes que vous, car il leur est conseillé de consulter leur médecin pour un examen plus approfondi.

Les traitements antibiotiques peuvent provoquer une diarrhée, qui peut être le signe d'une toute nouvelle infection. Si vous avez une diarrhée aqueuse ou sanglante, arrêtez de prendre de l'amoxicilline et contactez votre médecin. N'utilisez pas de médicaments contre la diarrhée tant que votre médecin ne vous l'a pas dit.

CHAPITRE 2

PRÉCAUTIONS AMOXICILLINE

Avant de prendre de l'amoxicilline, informez votre médecin ou votre pharmacien si vous y êtes allergique; ou aux antibiotiques pénicilline ou céphalosporine; ou si vous avez d'autres allergies. Ce produit peut également contenir des ingrédients inactifs, ce qui peut entraîner des réactions allergiques ou d'autres problèmes. Parlez-en à votre pharmacien pour plus d'informations.

Avant l'utilisation de ce médicament, informez votre médecin ou votre pharmacien de votre dossier médical, notamment en cas : d'affection rénale, d'infection virale de type positif (mononucléose infectieuse).

L'amoxicilline peut également empêcher les vaccins bactériens vivants (tels que le vaccin contre la typhoïde) de fonctionner aussi bien. Il est conseillé que vous n'ayez aucune immunisation/vaccination même si vous utilisez ce médicament, sauf si votre médecin vous l'a dit.

Avant de subir une intervention chirurgicale, informez votre médecin ou votre dentiste de tous les produits que vous utilisez (y compris les médicaments sur ordonnance, les comprimés en vente libre et les produits à base de plantes).

Tout au long de la grossesse, ce médicament ne doit être utilisé qu'en cas de nécessité absolue. Ayez une discussion approfondie avec vos médecins sur les dangers et les avantages.

L'amoxicilline passe dans le lait maternel. Consultez votre médecin avant d'allaiter.

CHAPITRE 3

UTILISATIONS DE L'AMOXICILLINE

L'amoxicilline est utilisée pour traiter un grand nombre d'infections bactériennes. Ce médicament est un antibiotique de type pénicilline. Il fonctionne vraiment efficacement en empêchant la croissance des bactéries.

Cet antibiotique ne traite principalement que les infections bactériennes. Il est clair que cela ne fonctionnera pas pour les infections virales (telles que le rhume inhabituel, la grippe et autres). L'utilisation inutile ou la mauvaise utilisation de tout antibiotique peut réduire son efficacité d'une manière ou d'une autre.

L'amoxicilline est également utilisée avec d'autres médicaments pour traiter les ulcères gastriques/intestinaux causés par la bactérie H. Pylori et pour empêcher la réapparition des ulcères.

Interactions

Les effets de certaines gélules peuvent être altérés si vous prenez d'autres gélules ou produits à base de plantes en même temps. Cela pourrait augmenter votre risque d'effets secondaires graves ou empêcher vos médicaments de fonctionner efficacement. Ces interactions médicamenteuses sont viables, mais ne se produisent pas toujours. Votre professionnel de la santé ou votre pharmacien peut régulièrement prévenir ou gérer les interactions en modifiant la façon dont vous gérez vos médicaments ou à l'aide d'une surveillance étroite.

Pour aider votre professionnel de la santé et votre pharmacien à vous prodiguer des soins de premier ordre, assurez-vous d'informer votre médecin et votre pharmacien de tous les médicaments que vous utilisez (ainsi que des produits pharmaceutiques, des comprimés en vente libre et des produits naturels) avant de commencer le traitement avec ce produit.

En même temps que vous utilisez ce produit, ne commencez pas, n'empêchez pas ou ne modifiez pas la posologie d'autres traitements médicamenteux que vous utilisez sans l'approbation de votre médecin.

Un produit qui pourrait avoir une interaction avec ce médicament est : le méthotrexate.

Malgré le fait que la plupart des antibiotiques ne sont pas susceptibles d'affecter les contraceptifs hormonaux tels que les gélules, les patchs ou les anneaux, certains antibiotiques (ainsi que la rifampicine, la rifabutine) peuvent diminuer leur efficacité. Cela peut entraîner une grossesse. Si vous utilisez un contraceptif hormonal, demandez à votre médecin ou à votre pharmacien de plus amples informations.

L'amoxicilline peut également provoquer des effets faussement positifs avec certains produits de test d'urine pour diabétiques (type sulfate de cuivre). Ce médicament peut également avoir un effet sur les résultats de certains tests de laboratoire. Assurez-vous que le personnel de votre laboratoire et vos médecins savent que vous utilisez ce médicament.

CHAPITRE 4

COMMENT FAIRE FACE À UN SURDOSAGE D'AMOXICILLINE

Si quelqu'un a fait une surdose et présente des signes et symptômes critiques, notamment un évanouissement ou des difficultés respiratoires, appelez le 911. Sinon, appelez immédiatement le centre antipoison. Les résidents américains peuvent appeler le centre antipoison de leur quartier au 1-800-222-1222. Les citoyens canadiens peuvent appeler un centre antipoison provincial. Les symptômes de surdosage peuvent inclure : des vomissements intenses, une diarrhée persistante, une diminution intense de la quantité d'urine ou des convulsions.

Remarques:

Assurez-vous de ne pas partager ce médicament avec d'autres personnes.

Ce médicament a été prescrit uniquement pour votre situation actuelle. Il est conseillé de ne pas l'utiliser plus tard pour toute autre infection jusqu'à ce que votre médecin vous demande de le faire. Un médicament unique en son genre peut être nécessaire dans ce cas.

Avec un traitement prolongé, des tests de laboratoire et / ou scientifiques (qui incluent la fonction rénale et hépatique, la numération globulaire) peuvent être effectués périodiquement pour dépister vos progrès ou vérifier les effets secondaires. Demandez conseil à votre médecin pour plus d'informations.

Dose négligée ou oubliée

Si vous omettez une dose, utilisez-la aussi rapidement que vous le pensez (c'est-à-dire dès que vous vous en souvenez). S'il est proche de l'heure de la dose suivante, évitez la dose ignorée et reprenez votre horaire de dosage habituel. Ne doublez pas la dose pour rattraper le retard, car cela pourrait ne pas être le meilleur pour vous en raison de ce que cela pourrait entraîner.

Stockage

Conserver à température ambiante dans le respect de l'étiquetage du produit, à l'abri de la lumière et de l'humidité. Différentes marques de ce médicament ont des besoins de stockage distincts. Consultez l'emballage du produit pour savoir comment conserver votre emblème ou demandez conseil à votre pharmacien. Il est toujours bon de garder tous les médicaments loin des enfants et des animaux domestiques.

Ne jetez pas les médicaments dans la salle de repos ou ne les versez pas dans un égout tant que vous n'êtes pas informé de le faire. Jetez correctement ce produit lorsqu'il est périmé ou qu'il n'est plus nécessaire de quelque manière que ce soit. Consultez votre pharmacien ou la société d'élimination des déchets à proximité pour plus de détails sur la façon de jeter votre produit de manière appropriée.

CHAPITRE 5

COMMENT DOIS-JE PRENDRE DE L'AMOXICILLINE ?

Prenez l'amoxicilline exactement comme prescrit par votre médecin. Respectez toutes les instructions sur votre étiquette de prescription. Ne prenez pas ce médicament en quantités plus grandes ou plus petites ou plus longtemps que la période recommandée par votre médecin.

Prenez ce médicament à la même heure chaque jour. L'emblème Moxatag de l'amoxicilline doit être pris par la nourriture ou dans l'heure qui suit l'ingestion d'un repas.

Certaines variétés d'amoxicilline peuvent être prises avec ou sans nourriture. Vérifiez l'étiquette de votre médicament pour voir si vous devez prendre votre médicament avec de la nourriture ou non.

Vous devrez peut-être agiter correctement le médicament liquide avant de mesurer une dose. Suivez les instructions sur l'étiquette de votre médicament.

Mesurer le médicament liquide avec la seringue doseuse fournie, ou avec une cuillère doseuse ou un gobelet à médicament spécial. Si vous ne possédez pas d'appareil doseur, demandez-en un à votre pharmacien. Vous pouvez mettre le liquide directement sur la langue ou le mélanger avec de l'eau, du lait, du lait maternisé, du jus de fruit ou du soda au gingembre. Buvez tout l'agrégat tout de suite. Ne les conservez pas pour une utilisation ultérieure.

Les pilules à croquer doivent être mâchées avant de les avaler. Ne pas écraser, mordre ou endommager un comprimé à libération prolongée. Avalez-le en entier.

Même si vous utilisez de l'amoxicilline, vous devrez peut-être effectuer des contrôles sanguins fréquents. Vos fonctions rénales et hépatiques devront peut-être également être vérifiées.

Si vous prenez de l'amoxicilline avec de la clarithromycine et/ou du lansoprazole pour traiter un ulcère de l'estomac, utilisez tous vos médicaments comme indiqué. Étudiez le guide des médicaments ou les instructions du patient fournies avec chaque médicament. Ne modifiez pas vos doses ou votre calendrier de traitement sans l'avis de votre professionnel de la santé.

Utilisez ce médicament pendant toute la durée prescrite. Vos signes et symptômes peuvent également s'améliorer avant que la contamination ne soit complètement éliminée. Sauter des doses peut en outre augmenter votre risque de nouvelles infections résistantes aux antibiotiques. L'amoxicilline ne traitera pas une contamination virale qui comprend la grippe ou un rhume.

Ne partagez pas ce médicament avec une autre personne, même si elle présente les mêmes symptômes que vous.

Ce médicament peut entraîner des conséquences peu fréquentes avec certains tests médicaux. Dites à tout médecin qui vous traite que vous utilisez de l'amoxicilline. Conserver à température ambiante à l'abri de l'humidité, de la chaleur et de la lumière.

Vous pouvez conserver l'amoxicilline liquide au réfrigérateur, mais ne la laissez pas geler. Jetez tout médicament liquide non utilisé dans les 14 jours suivant son mélange à la pharmacie.

CHAPITRE 6

EFFETS SECONDAIRES DE L'AMOXICILLINE

Obtenez de l'aide médicale d'urgence si vous présentez l'un de ces signes et symptômes d'une réaction d'hypersensibilité à l'amoxicilline : urticaire ; problème respiratoire; gonflement du visage, des lèvres, de la langue ou de la gorge. Appelez immédiatement votre médecin si vous avez :

- Diarrhée aqueuse ou sanglante ;

- Fièvre, gencives enflées, plaies buccales douloureuses, mal à la déglutition, lésions cutanées, signes et symptômes du rhume ou de la grippe, toux, problèmes respiratoires ;

- Ganglions enflés, éruption cutanée ou démangeaisons, douleurs articulaires ou malaise général ;

- Peau pâle ou jaunie, jaunissement des yeux, urine foncée, fièvre, confusion ou faiblesse ;

- Picotements intenses, engourdissements, douleurs, faiblesse musculaire ;

- Ecchymoses faciles, saignements inhabituels (narine, bouche, vagin ou rectum), taches rouges ou violettes sous la peau ; ou alors

- Réaction intense des pores et de la peau - fièvre, mal de gorge, gonflement du visage ou de la langue, brûlure des yeux, douleurs des pores et de la peau, accompagnée d'une éruption cutanée rouge ou violette qui se propage (principalement au visage ou haut du corps) et provoque des cloques et une desquamation.

Les effets courants de l'amoxicilline peuvent également consister en :

- Maux de ventre, nausées, vomissements, diarrhée ;

- Démangeaisons ou pertes vaginales ;

- Mal de tête; ou alors

- Langue enflée, noire ou "poilue".

CHAPITRE 7

QUELLES CONDITIONS L'AMOXICILLINE TRAITE-T-ELLE ?

- L'angine streptococcique

- Infection de la gorge due à Haemophilus influenzae

- Infection des organes génitaux ou des voies urinaires due à un proteus

- Infection de l'oreille moyenne due à un streptocoque

- Pneumonie bactérienne due au streptocoque

- Infection des voies respiratoires inférieures

- Infection des organes génitaux ou des voies urinaires

- Infection des voies génitales et urinaires due à E. Coli

- Sinusite sévère causée par streptococcus pneumoniae

- Infection des amygdales causée par la bactérie staphylocoque

- L'angine streptococcique et l'amygdalite

- Infection de l'oreille moyenne par H. Influenza micro bactéries

- Infection bactérienne aiguë des sinus

- Pneumonie bactérienne causée par Streptococcus pneumoniae

- Infection bactérienne avec bronchite chronique

- Ulcère peptique à cause de la bactérie Helicobacter pylori

- Infection des pores et de la peau

- Bronchite chronique due à Streptococcus pneumoniae

- Ulcère du duodénum causé par la bactérie Helicobacter pylori

- Infection de la gorge causée par la bactérie staphylocoque

- Infection des amygdales causée par haemophilus influenzae

- Infection cutanée causée par la bactérie streptocoque

- Inflammation de la gorge

- Pneumonie bactérienne causée par haemophilus influenzae

Bronchite chronique causée par haemophilus influenzae

- Sinusite sévère due à Haemophilus influenzae

- Infection aiguë du nez

- Gorge ou sinus

- Infection des pores et de la peau due à la bactérie E. Coli

- Infection des organes génitaux ou des voies urinaires due à l'entérocoque

- Infection de l'oreille moyenne

- Inflammation de la muqueuse du ventre causée par H. Pylori

- Traitement pour prévenir l'infection bactérienne d'une valve cardiaque

- Fièvre pédiatrique sans source

- Traitement pour prévenir l'anthrax suite à une exposition à la maladie

- Maladie de Lyme

- La fièvre typhoïde

- Infection cutanée due à l'anthrax

CHAPITRE 8

PUIS-JE BOIRE DE L'ALCOOL PENDANT LA PRISE D'AMOXICILLINE ?

Il existe un mythe courant selon lequel l'alcool combiné à des antibiotiques, y compris l'amoxicilline, provoque des interactions. Ce n'est pas le cas. Même si les professionnels de la santé approuvent une personne prenant un antibiotique pour se tenir à l'écart de l'alcool, cela ne provoque aucune interaction ni ne présente de risque pour la santé individuelle. L'idée est que si vous êtes suffisamment malade pour prendre des antibiotiques, vous ne devriez pas boire d'alcool tant que vous n'êtes pas correctement et complètement bien. Il n'y a pas d'interactions médicamenteuses considérées associées à l'amoxicilline. Il existe également une perception selon laquelle l'amoxicilline est moins puissante lorsqu'elle est prise en combinaison avec la consommation d'alcool, ce qui est également faux.

Pourquoi vous devez éviter l'alcool pendant que vous prenez de l'amoxicilline

Même si vous n'avez pas à vous soucier d'une interaction médicamenteuse ou de médicaments beaucoup moins efficaces, il existe néanmoins des motifs pour éviter de boire de l'alcool en même temps que vous prenez de l'amoxicilline. Si vous avez une infection suffisamment grave pour nécessiter un antibiotique tel que l'amoxicilline, un médecin vous recommandera de ne pas ingérer d'alcool. Cela est dû au fait que votre corps a besoin de temps pour guérir et permettre à l'antibiotique d'agir. Pendant que vous souffrez d'une telle infection, il est toujours conseillé de vous reposer suffisamment et de boire beaucoup de liquide, pour rester concentré sur la guérison et aller mieux, en laissant votre consommation d'alcool et faire la fête pour un autre moment.

Quand est-il sécuritaire de boire de l'alcool

avec de l'amoxicilline ?

Il y a des cas où il n'est pas nécessaire d'éviter d'ingérer de l'alcool tout en prenant de l'amoxicilline. Cela devrait être déterminé par votre professionnel de la santé qui vous indiquera la meilleure décision à prendre pour vous, car il est parfaitement placé pour le faire. Cette décision sera entièrement basée sur votre situation actuelle et votre plan de traitement. Vous et votre professionnel de la santé prendrez une décision commune sur votre consommation d'alcool pendant que vous prenez de l'amoxicilline. Malgré le fait que votre médecin peut également trouver d'autres raisons pour lesquelles vous ne devez pas consommer d'alcool tout au long de votre traitement. La voie moyenne de traitement avec l'amoxicilline est de 7 à 10 jours, à ce moment vous pouvez reprendre vos schémas d'ingestion typiques.

CHAPITRE 9

AMOXICILLINE VS. PÉNICILLINE : QUELLE EST LA DISTINCTION ?

L'amoxicilline et la pénicilline sont deux des nombreux antibiotiques disponibles sur le marché aujourd'hui. Ils sont clairement dans le cercle égal des parents des antibiotiques, appelés la famille de la pénicilline. Cette famille comprend des antibiotiques provenant d'un champignon appelé pénicillium. D'autres exemples sont les antibiotiques ampicilline et nafcilline. Les médicaments de ce cercle de parents fonctionnent de manière similaire pour traiter les infections, mais il existe de petites variations dans les formes de bactéries que chaque médicament combat et les effets secondaires que chaque médicament provoque.

Ainsi, bien que l'amoxicilline et la pénicilline soient différentes, elles sont similaires à bien des égards. En tant qu'antibiotiques, chacun peut être utilisé pour traiter les infections causées par des bactéries. Ils empêchent les bactéries de se multiplier. Ni l'amoxicilline ni la pénicilline ne fonctionneront pour traiter les infections causées par des virus en même temps que le rhume ou la grippe.

Caractéristiques du médicament

L'amoxicilline et la pénicilline sont des gélules très similaires. Le tableau suivant répertorie leurs caractéristiques côte à côte.

Nom générique	Amoxicilline	Pénicilline
Quelles sont les versions de marque ?	Amoxil, moxatag	pas disponible
Existe-t-il une version générique ?	Oui	Oui
Qu'est-ce que ce médicament est	Bactérien	Bactérien

utilisé pour traiter?	infections	infections
Sous quelles formes se présente-t-il ?	Comprimé oral, comprimé oral, pilule orale à libération prolongée, pilule à croquer, suspension buvable	comprimé oral, solution buvable
Quelle est la durée type du traitement ?	Varie selon l'état	Varie totalement en fonction des circonstances

Les suspensions et conditions doivent être conservées au réfrigérateur et jetées après 14 jours.

Ce qu'ils traitent

L'amoxicilline et la pénicilline sont toutes deux utilisées pour traiter les infections bactériennes. Cependant, les conditions auxquelles ils sont habitués à faire face varient. Votre professionnel de la santé peut également effectuer une vérification de la sensibilité pour découvrir quel médicament convient le mieux à votre type d'infection. Pour ce contrôle, vos médecins doivent recueillir un échantillon de vos fluides corporels, y compris de la salive ou de l'urine. Ils envoient le modèle (je veux dire le liquide prélevé sur vous) à un laboratoire pour découvrir quelle souche de bactéries se développe dans votre corps. Ensuite, ils choisissent le médicament qui traite le mieux l'infection due à la forme bactérienne.

Le tableau ci-dessous répertorie des exemples de types d'infections extraordinaires que l'amoxicilline et la pénicilline peuvent être utilisées pour traiter.

Utilisations possibles	Amoxicilline	Pénicilline
Infections légères à légères des	X	X

voies respiratoires supérieures		
Infections cutanées modérées	X	X
Scarlatine		X
Infections à l'émail	X	
Infections des voies urinaires	X	
Ulcères	X	

Y compris la pneumonie, les infections des sinus, les otites ou les infections de la gorge

Coût, disponibilité et assurance

L'amoxicilline et la pénicilline sont toutes deux disponibles sous forme de comprimés courants. Les médicaments génériques sont des copies de médicaments de marque. Ils ont les mêmes fonctions que les versions de marque, notamment la posologie, l'utilisation prévue, les effets secondaires et le mode d'administration. Mais les médicaments génériques coûtent généralement beaucoup moins cher que les médicaments de marque. Par conséquent, la pénicilline et les versions génériques de l'amoxicilline sont peut-être moins chères que les versions de marque de l'amoxicilline.

L'amoxicilline et la pénicilline sont généralement couvertes par la plupart des régimes d'assurance maladie sans autorisation préalable. Cependant, les médicaments de marque peuvent également nécessiter une autorisation préalable.

Effets secondaires de l'amoxicilline et de la pénicilline

L'amoxicilline et la pénicilline peuvent provoquer des effets secondaires. Appelez votre médecin si vous avez des effets secondaires extrêmes lorsque vous utilisez ces pilules. Les tableaux ci-dessous répertorient des exemples d'effets secondaires viables de l'amoxicilline et de la pénicilline.

Effets secondaires courants	Amoxicilline	Pénicilline
Légère éruption cutanée	X	X
Maux d'estomac	X	X
La nausée		X
Vomissement	X	X
La diarrhée	X	X
Langue noire et poilue	X	X

Effets	Amoxicilline	Pénicilline

secondaires graves		
Hypersensibilité	X	X
Diarrhée sanglante ou aqueuse	X	X
Saignements ou ecchymoses inhabituels	X	
Saisies	X	
Jaunissement des yeux ou de la peau	X	

Cela peut inclure des pores et des éruptions cutanées, de l'urticaire et un gonflement de la bouche ou de la langue.

Interactions médicamenteuses sur

l'amoxicilline et la pénicilline

L'amoxicilline et la pénicilline interagissent également avec des médicaments similaires. Une interaction, c'est quand une substance modifie le mode d'action d'un médicament. Cela peut être nocif ou empêcher le médicament de bien fonctionner.

Le tableau ci-dessous répertorie des exemples de médicaments qui interagissent le plus souvent avec l'amoxicilline et la pénicilline.

Gélules pouvant provoquer des interactions	Amoxicilline	Pénicilline
Méthotrexate	X	X
Allopurinol	X	
Probénécide	X	X
Warfarine	X	X

Médicaments contraceptifs	X	X
Mycophénolate	X	X
Différents antibiotiques	X	X

Avant de commencer l'amoxicilline ou la pénicilline, informez votre médecin de tous les médicaments, vitamines ou herbes que vous prenez. Cela peut aider votre médecin à prévenir d'éventuelles interactions.

Précautions

Gardez à l'esprit les précautions suivantes si votre professionnel de la santé vous prescrit de l'amoxicilline ou de la pénicilline.

Situations préoccupantes

Certains médicaments peuvent aggraver des situations de santé ou des maladies au-delà de toute imagination. Par exemple, lorsque vous avez un problème rénal intense, vous devez communiquer avec votre médecin avant de prendre de l'amoxicilline ou de la pénicilline. Demandez également à votre médecin si vous pouvez utiliser l'amoxicilline et la pénicilline avec précision lorsque vous avez des réactions allergiques extrêmes ou des allergies. Vous êtes plus à risque d'effets secondaires de ces médicaments.

Réactions allergiques

Si vous savez que vous êtes allergique à la pénicilline, vous ne devriez pas prendre de pénicilline ou d'antibiotiques à base de pénicilline, y compris l'amoxicilline, pour votre propre bien. L'inverse est également vrai : si vous êtes allergique à l'amoxicilline, vous ne devez pas prendre de pénicilline ou d'autres antibiotiques à base de pénicilline.

De même, si vous êtes allergique aux antibiotiques céphalosporines, vous risquez une réaction allergique aux antibiotiques pénicilline. Les symptômes d'une réaction allergique à l'amoxicilline ou à la pénicilline peuvent englober :

- Problème respiratoire

- Urticaire

- Éruption cutanée

- Gonflement des lèvres ou de la langue

Si vous présentez l'un de ces signes et symptômes, évitez de prendre l'antibiotique et contactez immédiatement votre professionnel de la santé. Si vos signes sont graves, appelez le 911 ou rendez-vous à la salle d'urgence la plus proche.

Diarrhée extrême

Les antibiotiques tels que l'amoxicilline ou la pénicilline peuvent provoquer une diarrhée sévère. Parfois, la diarrhée est liée à une infection par un type de bactérie appelé Clostridium difficile (C. diff). Les symptômes de l'infection à C. diff peuvent inclure :

- Diarrhée aqueuse sévère ou qui dure plus de deux jours

- Crampes dans l'abdomen

- Déshydratation (faible niveau de liquide dans votre corps), qui ne provoque généralement pas de symptômes

- Inflammation du côlon, qui ne provoque généralement pas de signes et de symptômes

- Perte de poids

Si vous présentez ces signes et symptômes, appelez immédiatement votre médecin. Si vos signes et symptômes sont excessifs, rendez-vous à la salle d'urgence la plus proche.

Utiliser avec de l'alcool

Vous pouvez boire de l'alcool en même temps que prendre de l'amoxicilline ou de la pénicilline. Il n'y a aucune précaution particulière envers l'utilisation de ces pilules avec de l'alcool. Néanmoins, il y a d'autres choses à ne pas oublier lors de la consommation d'alcool pendant le traitement d'une infection.

Parlez avec votre médecin

L'amoxicilline et la pénicilline sont des gélules très similaires avec quelques différences, notamment :

- Les formes qu'ils prennent

- Les conditions qu'ils traitent

- Les résultats les plus critiques qu'ils sont capables de raisonner

Si vous avez une infection bactérienne, votre médecin vous prescrira l'antibiotique satisfaisant ou le meilleur pour traiter votre type d'infection. Il peut s'agir d'amoxicilline, de pénicilline ou de tout autre médicament.

Lorsque vous avez des questions sur ces capsules, assurez-vous de demander à votre professionnel de la santé. Voici quelques facteurs clés à retenir au cas où votre professionnel de la santé vous prescrirait de l'amoxicilline ou de la pénicilline.

Rappeler:

- Assurez-vous de prendre de l'amoxicilline ou de la pénicilline exactement comme votre médecin vous l'a prescrit jusqu'à ce que tous les médicaments soient passés depuis longtemps, même si vous pensez ou vous sentez mieux. Arrêter le traitement avec un antibiotique trop tôt pourrait également faire revenir la bactérie et être encore plus forte qu'elle ne l'était initialement.

- Informez votre médecin si vous êtes allergique à l'amoxicilline, à la pénicilline ou aux antibiotiques céphalosporines.

- Informez votre médecin si vous êtes enceinte, si vous envisagez de devenir enceinte ou si vous allaitez. Assurez-vous d'appeler votre médecin immédiatement si vous prenez ce type de médicaments et que vous avez une diarrhée aqueuse excessive ou qui dure plus de deux jours.

Remerciements

La gloire du succès de ce livre revient à Dieu Tout-Puissant et à ma belle famille, fans, lecteurs et sympathisants, clients et amis pour leur soutien et leurs encouragements sans fin.